CONTRIBUTION A L'ÉTUDE

DES

VASO-MOTEURS

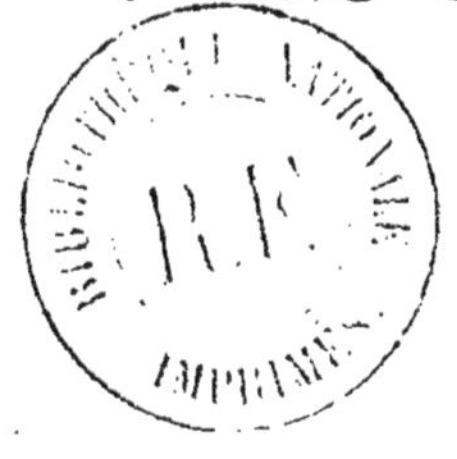

PAR

Boris KARLINE

DOCTEUR EN MÉDECINE DE LA FACULTÉ DE PARIS

DOCTEUR EN MÉDECINE DE LA FACULTÉ DE BERLIN

PARIS

ALPHONSE DERENNE

52, Boulevard Saint-Michel, 52

1884

A M. FRANC

Professeur au collège de France
Membre de l'Institut

A MON MAITRE

M. CORNIL

Professeur d'anatomie pathologique

A MON CHER MAITRE

J. MUNK

Professeur à la Faculté de Berlin
Membre de l'Académie des sciences

A M. LOUIS GRADENVITZ

A M. ERLANGER

A MON PRÉSIDENT DE THÈSE

M. BÉCLARD

Doyen de la Faculté
Professeur de physiologie

CONTRIBUTION A L'ÉTUDE

DES

VASO-MOTEURS

L'action constrictrice du grand sympathique sur les vaisseaux de la face, constatée par Cl. Bernard, l'action dilatatrice de la corde du tympan sur les vaisseaux de la glande sous-maxillaire, sont autant de faits dont les détails, bien décrits ailleurs, nous épargnent le soin de les exposer ici.

Plus tard, Ekhard a trouvé que les nerfs érigents, étant excités, provoquent une dilatation des vaisseaux du pénis. C'est par ce mécanisme que le même auteur explique l'érection, et non pas, comme on l'avait admis antérieurement, par une contraction des veines. Ekhard pense que la contraction pourrait survenir après, et compléter l'érection, mais qu'elle n'en serait pas la cause première.

Enfin M. Vulpian (1), dans ses leçons remarquables sur la matière, où il envisage la question avec tous les détails possibles, énonce le fait que le nerf lingual et le nerf glosso-pharyngien appartiennent aussi à la série des nerfs vaso-dilatateurs.

1. *Leçons sur l'appareil vaso-moteur*, 1874.

Le mécanisme des vaso-constricteurs se laisse facilement expliquer. Les vaisseaux sont en effet pourvus de fibres musculaires disposées en anneaux, et leur excitation doit nécessairement provoquer une contraction des vaisseaux. Mais il n'en est pas de même des nerfs vaso-dilatateurs : ils ont beaucoup exercé la sagacité des physiologistes, sans qu'on soit arrivé à expliquer leur mécanisme. Je ne puis m'arrêter à citer toutes les hypothèses qui ont été émises. Elles sont très nombreuses, et leur abondance montre assez nettement qu'elles sont toutes insuffisantes. Je me borne seulement à mentionner celle de Cl. Bernard, qui compte encore le plus d'adhérents.

Les vaso-dilatateurs, selon le grand physiologiste, n'ont qu'une action modératrice ; ils empêchent, dans une mesure variable, les vaso-constricteurs d'exercer leur action. Cette hypothèse, sans doute, n'explique pas tout, elle a même été combattue par quelques auteurs (Schiff) ; mais, faute de mieux, elle est généralement acceptée.

Tel était l'état de la question avant que Goltz eût publié son travail sur les nerfs vaso-dilatateurs (1).

Les nerfs vaso-constricteurs ont été considérés comme répandus dans tout le corps ; le nom de vaso-dilatateurs a été réservé seulement aux nerfs cités plus haut.

Il est vrai que quelques physiologistes ont parlé, avant Goltz, d'une dilatation des vaisseaux, qu'on peut observer dans tout le corps après une excitation réflexe. Ces faits sont restés cependant isolés, et n'ont pu attirer l'attention des savants.

1. Ueber gefasserweiherude Nerven. Arch. f. ges. phys., IX.

Goltz, après une série d'expériences, est arrivé à d'autres conclusions. D'après lui, les nerfs vaso-dilatateurs jouent un rôle beaucoup plus grand qu'on ne l'avait cru. Il est allé même jusqu'à dire qu'ils sont les plus répandus.

Je vais résumer ses expériences.

Après avoir coupé la moelle épinière dans la région des dernières vertèbres dorsales, il fait d'un côté la section du nerf sciatique, et immédiatement il s'en suit une élévation de température atteignant quelques degrés. Quelques jours après, cette élévation ayant beaucoup diminué, il excite, d'une manière mécanique, pour des raisons que j'ignore, le bout périphérique du nerf sectionné, en le pinçant successivement de haut en bas.

A chaque excitation correspond une forte élévation de température ; dans quelques expériences elle est allée jusqu'à 11° ou 12°.

Les expériences de Goltz démontrent l'identité d'action de l'excitation et de la section ; toutes les deux produisent une dilatation. L'opinion généralement adoptée avant lui que l'excitation produit une contraction, n'est, à ses yeux, qu'une simple supposition faite par les auteurs dans leurs cabinets d'étude.

Le fait constaté, il fallait en donner l'explication : il l'a trouvée en admettant que la section n'est pas autre chose qu'une forte excitation. La cessation de l'excitation n'entraîne pas fatalement la disparition de l'effet ; la première supprimée, celui-ci persiste. C'est justement pour cette raison que les vaisseaux ne reviennent à leur volume normal que quelques jours après. Le tonus des vaisseaux est, d'après Goltz, sous la dépendance de ganglions automatiques et périphériques qui doivent cheminer dans leur paroi.

Sans vouloir entrer au fond de cette explication et montrer combien elle est contraire à toutes les notions que nous avons sur les nerfs en général, je veux mentionner les faits qui sont en contradiction avec elle. Goltz lui-même a trouvé dans le grand sympathique une pierre d'achoppement. Ici il pouvait constater une différence de résultat entre la section et l'excitation. Les explications qu'il a essayé d'en donner, trop longues pour être rapportées ici, sont, j'ose le dire, plus ingénieuses que probantes. De même le fait du retour de la température normale quelques jours après la section me paraît contraire à la réalité. J'ai vu un retour partiel à la température normale dans la patte où le sciatique a été sectionné, mais jamais un retour complet. Deux mois après la section du nerf sciatique, la jambe que celui-ci innerve était plus chaude que l'autre.

Le fait ne peut s'accorder d'aucune façon avec l'explication de M. Goltz. En effet, M. Goltz lui-même ne voudrait pas admettre que l'excitation produite par la section, quelque intensité qu'elle eût eue, laisserait durer son effet deux mois de suite.

Revenons à l'excitation. Ici MM. Putzyes et Tarchanof (1) ont montré que les résultats de M. Goltz dépendent surtout de son mode d'expérimentation. En effet l'excitation mécanique que M. Goltz a préférée, n'est pas en réalité un bon moyen pour exciter un nerf. Une excitation faite de telle

1. *Archiv. für. Anat. und Phys.* 1874.

façon peut le détruire complètement. De plus Putzyes et Tarchanof critiquent aussi le moment qu'il a choisi pour exciter le nerf. On sait que Goltz attendait quelques jours après la section pour pratiquer l'excitation. Il a eu affaire, disent-ils, à un nerf dégénéré. Si l'on évite toutes ces causes d'erreur, ce n'est pas une dilatation qui survient après l'excitation, mais bien une contraction.

Putzyes et Tarchanof ont complété leurs expériences en agissant non seulement sur des chiens, mais aussi sur d'autres animaux. Chez les chiens, en effet, le thermomètre, en nous indiquant l'état de contraction ou de dilatation des vaisseaux, ne nous donne pas cependant une indication instantanée. En effet, il s'écoule un certain temps entre le changement de la température, produit par le changement du volume des vaisseaux, et la transmission de celle-là au thermomètre. De plus, il peut arriver que de faibles changements de température passent inaperçus. Voilà pourquoi ils ont tenu à contrôler leurs expériences sur d'autres, animaux chez lesquels on peut observer l'état des vaisseaux directement à l'œil nu ou à la loupe. Dans ces conditions ils ont pu remarquer que lorsque l'excitation ne dépasse pas une certaine limite, celle-ci est toujours suivie d'une contraction.

Dans les cas d'excitation intense, ils ont vu une dilatation, c'est vrai, mais c'est, d'après eux, l'effet de la surexcitation. De son côté, Ostrumoff(1) a montré qu'avec un courant électrique de force moyenne, on peut obtenir toujours une contraction, même après la durée de quinze minutes. Toutefois, il a trouvé que le résultat peut

1. *Arch. für die Gesam. Physiol.* XII.

changer non-seulement avec l'intensité du courant, mais aussi avec sa nature. Par exemple le courant interrompu provoque, non pas une contraction du vaisseau, mais bien une dilatation.

De plus, il a constaté que le même courant électrique donne des résultats différents suivant le moment que l'on choisit pour faire l'excitation.

Aussitôt après la section du nerf, il se produit une contraction, quelques jours après, une dilatation.

Ces résultats conduisaient Ostrumof à admettre dans le nerf sciatique deux sortes de fibres nerveuses : les fibres vaso-constrictrices et les fibres vaso-dilatatrices.

Mais, ajoute-t-il, les fibres vaso-constrictrices sont supérieures en force et par conséquent elles priment les vaso-dilatateurs dans une excitation simultanée de ces deux sortes de fibres.

De l'autre côté, les fibres vaso-constrictrices dégénèrent plus vite que les autres. L'excitation se limite alors nécessairement aux seules fibres vaso-dilatatrices, donc nous observons une dilatation.

Il admet, en outre, une susceptibilité plus grande des fibres vaso-constrictrices pour un courant continu, tandis que le contraire a lieu pour un courant interrompu.

Une pareille explication, basée sur des faits qui frisent l'arbitraire, doit toujours être admise sous bénéfice d'inventaire. On la considère comme une hypothèse passagère qui doit céder sa place, avec le progrès de nos connaissances, à une théorie plus simple et plus scientifique.

Effectivement, Bernstein (1) et Lépine (2) se plaçant à d'autres points de vue, sont arrivés à expliquer tout autrement les différences des résultats qu'on obtient en pratiquant l'excitation du nerf sciatique immédiatement après la section ou seulement quelques jours plus tard. Pour eux, ce n'est pas la dégénérescence des fibres nerveuses qui est en jeu. Ce qui nous donne ces différents résultats, c'est l'état des vaisseaux avant l'excitation. Les vaisseaux sont-ils contractés, l'excitation produira une dilatation, le contraire a lieu si les vaisseaux sont dilatés. Le moyen que nous employons pour créer tel ou tel état des vaisseaux est indifférent pourvu que le but soit atteint. La section du nerf sciatique, par exemple, produit une dilatation des vaisseaux. L'excitation faite immédiatement après produira une contraction. Mais nous pouvons faire disparaître cette dilatation préalable, soit en laissant s'écouler quelques jours entre la section et l'excitation, ou en mettant la jambe dans l'eau froide. L'excitation provoquée dans ces deux circonstances aura pour effet une dilatation.

Sans doute, cette théorie se laisse soutenir. Elle est même très attrayante par son ingéniosité. Mais la question est de savoir si le fait qui lui sert de base est exact. Mes expériences, j'espère, y répondront plus tard. Avant de les exposer, je veux donner l'ensemble des idées qui m'ont fait contester cette théorie.

En lisant le travail de Bernstein, je me suis heurté à une contradiction entre sa théorie et un fait avancé par lui-même. Il le cite en passant. Ce fait le voici. En mettant

1. *Arch. de Pflüger*, 1876.
2. *Soc. de Biol.* 1875.

les deux pattes d'un chien, chez lequel le sciatique a été coupé d'un côté, dans l'eau froide, nous observons que l'abaissement de température affecte une marche beaucoup plus lente du côté sectionné que de l'autre.

Ce fait s'accorde-t-il avec la théorie de Bernstein? Je crois que non. En effet l'eau froide, en dehors de son action périphérique constrictrice sur les vaisseaux, excite encore par action réflexe le nerf sciatique. Cette excitation réflexe ne peut avoir lieu que du côté sain, vu que du côté sectionné toute communication entre la périphérie et la moelle épinière est interrompue. Eh bien quelles seront les fibres nerveuses que l'excitation réflexe mettra en action du côté sain ? Les fibres vaso-constrictrices ou les fibres vaso-dilatatrices? La théorie de Bernstein nous répond que ce sont les fibres varo-dilatatrices.

En effet, nous avons une excitation du nerf sciatique sur les vaisseaux déjà contractés à la périphérie. Or l'excitation des nerfs vaso-dilatateurs échauffe la jambe et lutte ainsi contre le refroidissement périphérique produit par l'eau froide. Ces deux effets contraires manquent du côté sectionné ; la température de ce côté devrait donc tomber plus vite que de l'autre, c'est juste le contraire qui a été observé par Bernstein.

Cette considération et bien d'autres m'ont amené à entreprendre moi-même des expériences sur ce sujet. Voici comment nous nous y sommes pris.

Nous avons coupé chez un chien le sciatique le plus haut possible d'un côté. Un thermomètre était mis des deux côtés entre les deuxième et troisième orteil, de telle façon que la cuvette du thermomètre était complètement serrée par ceux-ci (1). Une bande fut enroulée consécutivement autour du thermomètre et des orteils ; d'autre part, pour la rendre plus adhérente, nous l'avons humectée préalablement, et attendant que l'influence de cette bande mouillée sur la température de la patte eut disparu, nous avons immergé les deux pattes dans de l'eau refroidie de 1° à 2°. Toutes les minutes, la température à été prise.

Voilà les résultats de deux de mes nombreuses expériences.

1. Je ferai remarquer qu'il est assez difficile de placer le thermomètre, de telle façon qu'il indique seulement la température de la membrane interdigitale et non pas, comme cela peut arriver, la température du milieu environnant. La cuvette du thermomètre doit être très petite. Nous avons fait faire pour cet usage des thermomètres à très petites cuvettes.

Il faut aussi choisir un chien dont les doigts seront assez grands pour qu'on puisse enclaver toute la cuvette. L'enveloppement de la bande doit être fait avec beaucoup de précautions, il faut d'abord éviter le déplacement du thermomètre, et ensuite ne pas trop serrer la bande pour écarter tout trouble dans la circulation. J'attire l'attention sur ces petits détails, car j'ai éprouvé de grandes difficultés et j'ai mis beaucoup de temps avant d'arriver à cette méthode qui seule peut donner des résultats exacts.

Roquet blanc, le sciatique gauche est coupé, la température prise à l'air a donné : patte droite 30° et la patte gauche 32-20.

A 1 heure 7 les thermomètres sont placés.

Temps	Droite	Gauche		Temps	Droite	Gauche
1 H. 38 M.	32,2	35,4		1 H. 5 M.	16,2	22
39 —	32,2	35,4		6 —	16,5	21,6
40 —	32,6	35,6		7 —	16,2	21
41 —	32,7	35,6		8 —	15,8	20,9
42 —	32,7	35,6		9 —	15,2	20,5
D'ici dans l'eau à 0 degré				10 —	14,6	19,8
1 U. 43 M.	30,2	33,5		11 —	13,4	19,6
44 —	28	30		12 —	11,9	19,4
45 —	27,5	28,5				
46 —	27,2	27				
47 —	26	26				
48 —	24,8	26,6				
49 —	23	27				
50 —	22	27,6	Température de l'eau 2° C.			
51 —	21,3	28				
52 —	20,4	27,2				
53 —	19	26,5				
54 —	17,8	26,3				
55 —	18,2	26,1				
56 —	17,4	25,7				
57 —	17,2	25				
58 —	16,9	24,5				
59 —	16,4	23.9				
2 H. — —	16,6	23,6				
1 —	17	23,5				
2 —	17,8	23,2				
3 —	17,2	22,7				
4 —	16,8	22,2				

Expérience faite dans les mêmes circonstances que la précédente.

Temps	Droite	Gauche	Temps	Droite	Gauche
1 H. 17 M.	34,7	35,8	1 H. 46 M.	13,3	20,8
18 —	34,9	35,8	47 —	13,4	19,4
19 —	35	36	48 —	12,8	18,8
20 —	35,2	36,1	49 —	13,1	17,4
21 —	35,4	36,2	50 —	14	16,4
22 —	35,4	36,4	51 —	13,4	15,8
23 —	35,5	36,4	52 —	12,2	14,8
Dans la température de 2°			53 —	12,4	14,3
1 H. 24 M.	32,7	33	54 —	13,2	14,3
25 —	31,2	31,9	55 —	12,7	13,6
26 —	29,6	30,8	56 —	12	13,6
27 —	28,7	29,9	57 —	11,4	12,6
28 —	28	29,6	58 —	10,6	12
29 —	27	29,7	59 —	9,8	12,6
30 —	26,2	29,2	2 H. — —	9,6	12,3
31 —	25,4	29	1 —	9,2	12,2
32 —	24,7	28,2	2 —	10,5	11,4
33 —	23,3	28,4	3 —	10,9	11
34 —	22,4	27,9	4 —	10,3	10,4
35 —	21,3	27,6	5 —	9,8	9,9
36 —	19,8	27,1	6 —	9,4	9,9
37 —	18,6	27	7 —	8,8	10,3
38 —	16,9	26,8	8 —	8,4	10,9
39 —	16	26,3	9 —	8,3	11
40 —	15:6	26,2	10 —	8,4	11,1
41 —	14,7	25,8	11 —	8,4	11,1
42 —	13,8	25	12 —	10,1	11,2
43 —	13,2	24	13 —	11	11,2
44 —	12,2	23	14 —	11	11,2
45 —	13,3	21,6	15 —	10,9	11,2

Caniche blanc aussi ; le sciatique gauche coupé vers 1 heure 43, les thermomètres sont placés :

Temps	Droite	Gauche	Temps	Droite	Gauche
11 H. 17 M.	33,0	36,4	12 H. 15 M.	12,4	22,4
45 —	33,4	36,2	16 —	12	21,5
46 —	32,8	36,6	17 —	13,2	20,5
47 —	31,6	36,8	18 —	13,8	19,7
48 —	32	37	19 —	13,2	19,2
49 —	32,6	37	20 —	12,6	18,6
50 —	33	37	21 —	12,2	18,4
51 —	32,2	37	22 —	11,2	18
52 —	33,3	37	23 —	10,8	17,4
In Wasser von 1°C. die Pfoten eingezetzt.			24 —	10,2	17
			25 —	10,2	17,2
11 H. 53 M.	31,8	33,4	26 —	10,2	17,2
54 —	30,8	31,1	27 —	10	17
55 —	29	27,4	28 —	11	16,4
56 —	27	26,9	29 —	11,6	17,2
57 —	25	24,1	30 —	11,3	17,2
58 —	24,8	23	31 —	10,4	16,8
59 —	23	21	32 —	10,4	16,5
12 H. — —	21	19,2	33 —	9,8	16,2
1 —	19,6	19	34 —	10	16,2
2 —	18	18	35 —	11,4	16,7
3 —	17,2	16	36 —	13	14
4 —	16,9	16,7	37 —	13	13,8
5 —	16,4	16	38 —	12,8	14,8
6 —	18	17,2	39 —	12,6	16,7
7 —	18,4	20,5	40 —	12	17,6
8 —	18,6	23,3			
9 —	15,6	23,9			
10 —	14,2	24,4			
11 —	14	24			
12 —	13,6	24			
13 —	13	23,3			
14 —	12,8	22,8			

Dirigeons pour le moment notre attention sur le mode d'abaissement de température, et laissons de côté l'élévation survenue, à un moment donné, dans une patte ou dans l'autre malgré l'action prolongée de l'eau froide. Ce phénomène va nous occuper spécialement plus tard et nous donnera l'occasion de présenter des exemples beaucoup plus prononcés. Eh bien! nous voyons, dans ces expériences, qu'au commencement de l'immersion la température du côté sectionné tombe un peu plus vite que celle de l'autre; plus tard, un ralentissement notable survient du côté sectionné. Est-ce là le résultat que la théorie de Bernstein ferait supposer? Répétons cette théorie. D'après elle, plus les vaisseaux sont contractés avant l'excitation, plus la réaction des vaso-dilatateurs sera évidente.

Eh bien! si, même pendant le premier temps de l'immersion, quand les vaisseaux ne sont pas encore assez contractés périphériquement, on voit la température s'abaisser plus lentement du côté sain que de l'autre côté, quelle conclusion peut-on en tirer? Peut-être celle-ci: que, même pendant ce temps, il y a une action des vaso-dilatateurs qui empêche la jambe saine de se refroidir. Mais plus les jambes restent dans l'eau froide, c'est-à-dire plus les vaisseaux sont contractés, plus les vaso-dilatateurs doivent faire sentir leur influence et le ralentissement du côté sain se prononce de plus en plus. Le contraire a lieu. Nous observons alors un ralentissement notable du côté sectionné; en d'autres termes, alors que nous devrions voir se manifester, d'après Bernstein, l'action des vaso-dilatateurs, nous la voyons faire défaut.

Je dois cependant avouer qu'un grand nombre d'expériences semblables m'ont appris que l'abaissement de température dans l'eau froide dépend de beaucoup de circonstances dont la nature même nous échappe. Je n'aurais donc pas osé, malgré la contradiction que je viens de trouver entre la théorie de Bernstein et mes résultats, m'attaquer à celle-là. Mais cette contradiction m'a forcé d'entreprendre d'autres expériences, que je crois beaucoup plus concluantes. Avant de les exposer, qu'il me soit permis de m'arrêter un instant sur la considération suivante. Nous avons vu que Goltz a émis l'idée qu'une excitation momentanée, mais forte, comme une section d'un nerf, peut manifester son effet très longtemps. Bernstein est-il partisan de cette opinion? Ses propres paroles prononcées dans une autre circonstance me donnent le droit de répondre négativement. En effet il dit : « Il n'est pas vraisemblable qu'une excitation puisse faire durer son effet au delà de sa cessation. »

Or, d'après lui, si l'excitation produit une dilatation dans de l'eau froide, c'est le contraire qu'il fallait attendre de la section. Laissons parler les expériences.

Deuxième Expérience

Caniche noir, le sciatique gauche est mis à nu. Un fil est passé au-dessous de lui. La température prise à l'air donne : patte droite 35, patte gauche 35, à 1 heure 35, les thermomètres sont placés.

Temps	Droite	Gauche		Temps	Droite	Gauche
11 H. 45 M.	34	34		12 H. 36 M.	9,6	14,4
50 —	33,8	34		37 —	9	14,4
55 —	33,	33,5		38 —	9	14,3
12 H. — —	33,4	33,8		39 —	8,7	14,2
5 —	33,5	34		40 —	8,5	14
9 —	33,5	34	Les pattes sont plongées dans l'eau.	41 —	8,3	12,8
10 —	30,9	31		42 —	9,2	13,4
15 —	20,4	19		43 —	9,9	14
25 —	10	8,5		44 —	11	14
26 —	9,9	8,6		45 —	12	14
27 —	9,9	8,4		46 —	12,2	13,6
28 —	11	8,4		47 —	12,5	13
Section du sciatique gauche.				48 —	12,1	12,6
				49 —	11,3	12,5
29 —	11,8	10,1		50 —	11	12,8
30 —	12	12,4		51 —	10,1	13
31 —	11,4	13,8		52 —	9,7	13
32 —	11,1	14,4		53 —	9,4	13
33 —	10,4	14,7		54 —	9,1	13
34 —	10,1	14,3		55 —	8,8	13
35 —	9,8	14,6		56 —	8,8	13

Roquette blanche, le sciatique est mis à nu. Un fil est passé au-dessous de lui, à 1 h. 40 m. les thermcmètres sont placés entre les doigts.

Temps	Droite	Gauche
1 H. 41 M.	28	27
45 —	27	26,2
50 —	25	24,5
62 —	24,5	23,5
Vient à l'eau froide		
1 H. 53 M.	24	23,7
54 —	20,2	20,1
55 —	16,8	17,9
56 —	15,4	15,4
57 —	13,2	13,6
58 —	12,2	11,7
59 —	12,2	10,2
2 H. — M.	10	9
1 —	10	8
Le sciatique gauche est coupé.		
2 H. 2 M.	8,6	8,7
3 —	7,2	11
4 —	6,2	11
5 —	5,6	9,8
5 —	5	9,1
6 —	5,2	8,1
7 —	4,6	7,3
8 —	4,2	6,6
9 —	3,8	6,2
10 —	3,6	5,8
11 —	3,2	5,8
12 —	3,2	5,8
13 —	3,2	5,8
14 —	3,1	5,8
15 —	3,2	5,8

Nous voyons que dans la première de ces expériences, la section a produit une élévation de 6° qui a duré 15 min. malgré l'action prolongée de l'eau froide. Dans l'autre de nos expériences, l'élévation n'est pas aussi prononcée, mais assez évidente, pour montrer que la section produit une dilatation des vaisseaux. Le contrôle que j'ai fait sur les autres animaux, chez lesquels on peut observer directement les vaisseaux, m'a donné le même résultat.

Quelle conclusion faut-il tirer de ces expériences? Je pense qu'on peut en tirer celle-ci : les vaso-constricteurs sont en action même dans l'eau froide, et leur section produit une dilatation paralytique des vaisseaux.

Nous sommes cependant arrivé indirectement à cette conclusion. Les expériences que je vais exposer la démontrent directement.

J'ai répété les mêmes expériences que Bernstein et Lepine en excitant le nerf sciatique dans l'eau froide. Mais je me suis placé dans de meilleures conditions qu'eux. En effet le mode d'expérimentation de M. Lepine peut donner lieu à bien des attaques. La chose principale est qu'il n'a pas excité le nerf dans l'eau froide même, mais il a placé la jambe hors de l'eau chaque fois qu'il a entrepris l'excitation. Peut-il affirmer dans ce cas que l'élévation de température qu'il a constatée après l'excitation ne soit pas simplement le résultat du changement de milieu? Bernstein, tout en évitant cette cause d'erreur, n'a pas eu l'avantage que m'ont donné mes recherches ultérieures sur l'abaissement de température dans de l'eau froide. En effet Bernstein a commencé son excitation à un moment donné, se souciant peu des phénomènes antérieurs. Croyant que l'eau froide doit toujours faire abaisser la température de la patte il a été surtout frappé de l'élévation, ne faisant nullement attention au moment de sa production.

Si la dilatation est arrivée trop tard, il s'est dit qu'il faut un certain temps pour que l'excitation renverse l'action de l'eau froide. Mais, chez nous, les études antérieures nous ont appris qu'au commencement de l'immersion la température tombe rapidement. Ce temps peut se prolonger plus ou moins suivant le sujet qui est en expérience. Après, la température reste à peu près stationnaire. Cet état, en durant un certain temps, peut faire place à une élévation de température qui peut, dans certaines circonstances, devenir excessive. Je reviendrai d'ailleurs sur ce phénomène pour l'expliquer. Eh bien, après ce que je viens de dire, on voit qu'il est possible de choisir un temps propre à l'excitation. On ne choisira pas le moment où la température tombe assez rapidement, pour des raisons bien simples. En effet, en supposant que l'abaissement continue pendant l'excitation, on ne saura pas si cet abaissement résulte de l'excitation ou a lieu malgré elle. C'est donc le second temps qu'on choisira ; c'est ce que nous avons fait. Après cet exposé, un peu long peut-être, je vais passer aux expériences mêmes.

Caniche blanc, le sciatique gauche était coupé il y a deux mois, avant l'expérience le sciatique droit est coupé. L'excitation du bout périphérique faite à l'air a produit une contraction des vaisseaux. A 11 h. 25, la patte droite est placée dans l'eau.

Temps	Droite	
11 H. 26 M.	31°	
27 —	25,4	
28 —	26,4	
29 —	24,8	
30 —	24	
31 —	23,4	
32 —	23,2	
33 —	23,3	
34 —	23	
35 —	22,4	
36 —	22,2	
37 —	22,8	
38 —	19,5	
39 —	19,4	
40 —	19,4	Excitation dure 1 minute. La bobine secondaire est éloignée de la primaire 150 m.
41 —	17,9	
42 —	18	
43 —	17,8	
44 —	17,5	
45 —	17,8	Excitation 2 minut. Bob. sec. 100 mm.
46 —	17,9	
47 —	16,8	
48 —	16,4	
49 —	16,2	
50 —	18,8	
51 —	17,8	
52 —	18	
53 —	18,7	
54 —	19,3	Excitation 5 minut. Bob. sec. 100 mm.
55 —	16,8	
56 —	15,6	
57 —	14,8	
58 —	14,2	
59 —	14,3	Excitation cesse.
12 H. — —	16,8	
1 —	16,8	
2 —	16,6	
3 —	15,4	

Temps	Droite	
12 H. 4 M.	14,8	
5 —	14,8	L'excitation 5 min.
6 —	14,6	
7 —	15,7	
8 —	16	
9 —	17,1	
10 —	18	
11 —	18	
12 —	18	L'excitation cesse.
13 —	19,1	
14 —	19,1	
15 —	19,3	
16 —	19,7	
17 —	19,7	
18 —	18	
19 —	16,4	
20 —	16,6	
21 —	16,8	
22 —	17,2	L'excitation 6 min. Bob. sec. 50 mm.
23 —	16	
24 —	14,2	
25 —	13	
26 —	12	
27 —	10,6	
28 —	10,8	
29 —	14,3	
30 —	18,4	
31 —	21,6	
32 —	22,7	
32 —	23,4	
34 —	23,3	
35 —	23,2	
36 —	24,3	
37 —	25,4	Excitation 2 minut.
38 —	22,6	
39 —	19.8	Excitation cesse.
40 —	23,2	
41 —	23,6	

Roquette blanche, le sciatique droit était coupé à 10 h. 30, le chien n'a servi à aucune expérience ; on plonge les pattes dans l'eau froide à 2 h. 40 minutes.

Temps	Droite		Temps	Droite	
12 U. 5 M.	28		12 U. 23 M.	4,9	
6 —	25,4		24 —	5,1	
7 —	25,4		25 —	6	
8 —	21,2		26 —	6,6	
9 —	19		27 —	5,3	
10 —	17		28 —	5,2	L'excitation 2 min. Bob. sec. 50 mm.
11 —	15		29 —	5,4	
12 —	12,6		30 —	6	
13 —	11		31 —	6,8	
14 —	12,2		32 —	7,3	
15 —	10		33 —	8,2	
16 —	9,9	Excitation 1 minute	34 —	8,6	L'excitation 1 min.
17 —	9,8	L'excitation cesse.	35 —	7	
18 —	6,6	Excitation 1 minute	36 —	7,1	
19 —	6,2		37 —	6,8	
20 —	6		38 —	6,3	
21 —	5,9		39 —	6,2	
22 —	4,8		40 —	6,1	

Roquette blanche, le sciatique droit étant coupé il y a trois jours, avant l'expérience, le gauche a subi la même opération, il a été placé à 10 h. 20 dans l'eau froide.

Temps	Gauche		Temps	Gauche	
10 U. 25 M.	25,4		10 U. 51 M.	11,3	L'excitation 1 min.
26 —	23,2		52 —	12	
27 —	21,2		53 —	12	
28 —	19,4		54 —	11,9	
29 —	17,8		55 —	12,2	
30 —	16,4		56 —	12,4	
31 —	15,5		57 —	12,8	
32 —	14,7		58 —	13	
33 —	14		59 —	13,2	
34 —	13,6		11 U. — M.	13	
35 —	13,3		1 —	13	
36 —	13,1		2 —	12,6	
37 —	13,1		3 —	12,4	
38 —	12,8		4 —	12,3	
39 —	12,7		5 —	12,8	
40 —	12,7	Excitation 1 min.	6 —	13,5	
41 —	11,9		7 —	13,6	
42 —	12,1		8 —	13,8	
43 —	12		9 —	14	
44 —	12	Excitation 2 min. Bob. sec. 100	10 —	12,8	
45 —	11,2		11 —	13,6	
46 —	11		12 —	14	
47 —	11,9		13 —	14,3	
48 —	11,9		14 —	14,3	
49 —	11,9		15 —	14,5	
50 —	11,5	Excitation 2 min. Bob. sec. 50	16 —	14,5	

Il suffit de jeter un coup d'œil sur les expériences pour voir que l'excitation produit un abaissement de température. Cet abaissement se prolonge même un certain temps après qu'elle a cessé. Seulement alors l'abaissement fait place à une élévation de température. Cette élévation diffère selon les circonstances suivantes. L'excitation a-t-elle été très forte et de longue durée, l'élévation durera longtemps et atteindra un degré très fort. Dans l'expérience on voit une dilatation de 18 ; la dilatation sera beaucoup moins prononcée si l'excitation est faible. La même excitation fera survenir une élévation d'autant plus grande qu'elle aura été entreprise plus longtemps après l'immersion des parties.

On voit donc que le résultat direct de l'excitation est l'abaissement. L'élévation de température ne survient qu'après et cela indirectement. Cela veut dire que l'excitation met les vaso-constricteurs en action. La température s'abaisse. L'élévation survient ensuite parce que, par l'excitation un appareil périphérique qui a eu la fonction de contracter les vaisseaux, s'est épuisé et refuse son action. Plus donc l'excitation a été forte, plus longtemps cet appareil restera épuisé avant d'être capable de recommencer sa fonction. Voilà pourquoi nous observons dans ces circonstances une élévation d'autant plus longue et d'autant plus forte. De même si l'excitation a commencé très longtemps après l'immersion, c'est-à-dire après que l'appareil périphérique a fonctionné pendant longtemps et après qu'il a livré un grand travail, nous le voyons, cet appareil, d'autant plus facilement se fatiguer. En conséquence nous aurons une élévation d'autant plus grande que l'excitation aura commencé plus tard après l'immersion.

Bernstein a aussi vu l'élévation et il a pu constater qu'elle dure encore longtemps après que l'excitation a cessé. Mais en admettant que l'élévation de température résulte de l'excitation, et ne pouvant pas admettre qu'une excitation puisse faire durer son effet longtemps après sa cessation ; il s'est vu forcé de recourir à une hypothèse problématique : « Il est possible, dit-il, que l'élévation de température postérieure soit la suite de la première impulsion momentanée que la dilatation des poumons a produite. Une fois l'impulsion au processus de la formation de chaleur donnée, celui-ci se maintient bien longtemps après l'excitation. »

Je ne veux pas critiquer cette explication. Je suis sûr que Bernstein lui-même ne l'a admise que pour expliquer à toute force un phénomène qui l'embarrassait tant. On voit donc que nous avons une opinion tout-à-fait opposée à celle de Bernstein.

Bernstein prétend que l'excitation produit une dilatation ; nous, nous disons le contraire : le résultat direct est la contraction.

Bernstein s'étonne que l'élévation de température survive à l'excitation ; nous, nous prétendons que c'est juste au moment où l'excitation cesse que l'élévation commence.

Bernstein admet, pour expliquer la dilatation prolongée, l'hypothèse que nous venons de citer ; nous l'expliquons par l'épuisement de l'appareil périphérique, qui a normalement pour fonction de contracter les vaisseaux.

C'est peut-être ici le moment de revenir sur un phénomène dont j'ai parlé en passant, sans avoir pu m'arrêter à l'expliquer. Le phénomène est celui-ci : en mettant la patte d'un chien dans l'eau glacée, on peut distinguer trois temps : le temps d'abaissement rapide, le temps stationnaire, et enfin le temps d'ascension, qui peut survenir après le deuxième. Cette élévation peut être énorme dans certaines circonstances. Je veux donner deux exemples.

Caniche noir, le sciatique gauche coupé, la température prise à l'air 1° a donné, patte gauche 32, patte droite 26°. Le chien est resté quelque temps dans lachambre. A 11 heures 15 minutes, les thermomètres sont mis entre les doigts.

Temps	Droite	Gauche
11 H. 25 M.	34	35,2
35 —	35,9	36,4
37 —	36	36,5
Dans l'eau froide.		
11 H. 38 M.	34,8	34
39 —	33	32,6
40 —	31,6	32,8
41 —	28,4	29
42 —	25	26
43 —	23	23
44 —	21,8	22
45 —	19	20,8
46 —	17	19,2
47 —	15,4	17,6
48 —	14,2	17,2
49 —	12,6	16
50 —	11,8	14,3
51 —	11,6	12,6
52 —	12,4	12,8
53 —	12	12
54 —	12	11,9
55 —	12	11,6
56 —	14	11,8
57 —	15,2	12,3
58 —	16	12,5
59 —	17	11,9
12 H. — M.	15	11,4
1 —	15,2	11,3
2 —	14,8	11,6
3 —	13,4	13
4 —	12	14,4
5 —	10,8	15,2
6 —	12,4	16
7 —	13,4	16,4
8 —	14	17
9 —	14,2	18,2
10—	15	18,4
11—	14,6	19
12—	14,4	17,8
13—	14,4	17,2
14 —	14,6	16,8
15—	14,8	14,4
16—	13,6	16,2
17—	15 2	15,2
18—	17'2	14,3
19—	182	14,2
20—	19 7	14
21—	2,2	13,9
22—	2,10	13,9
23—	23	13,9

Caniche blanc, sciatique gauche coupé ; le thermomètre est mis à 1 heure 35.

Temps	Droite	Gauche
1 H. 36 M.	36,4	36,2
38 —	36,4	36,2
A 1 heure 40 on plonge les pattes dans l'eau froide, à 2 heures 30 la température est 16° à droite et 17° à gauche.		
2 H. 31 M.	14	15,2
32 —	15	15,2
33 —	16,2	14,4
34 —	19,4	14,2
35 —	22,8	14,2
36 —	26,2	14,4

Temps	Droit	Gauche
2 U. 37 M.	26,7	13,9
38 —	28,2	13,8
39 —	29	14
40 —	29,2	14
41 —	29,6	13,9
42 —	29,6	13,8
43 —	30,2	13,8
44 —	29,2	13,7
45 —	28,4	13,8
46 —	27,8	14
47 —	27,4	14

J'ai remarqué pour la première fois ce phénomène de l'élévation de la température du côté sain et j'ai cru l'expliquer par une influence de la moelle épinière. Mais j'ai été obligé d'abandonner cette idée, parce que le même phénomène s'est produit du même côté sectionné. Il faut donc admettre que cette élévation de température est la suite d'une influence périphérique. Après avoir démontré qu'une excitation un peu forte épuise l'appareil périphérique, qui a la fonction de contracter les vaisseaux, et surtout après avoir démontré que l'excitation l'épuise d'autant plus facilement qu'il a fonctionné plus longtemps avant l'excitation, je crois que l'explication de ce phénomène ne donne lieu à aucune difficulté. En effet l'excitation ne fait que hâter l'épuisement de cet appareil périphérique, appelé déjà par l'eau froide à un travail exagéré. Mais l'épuisement peut arriver par ce travail même. Une dilatation des vaisseaux en est la suite. Je veux encore mentionner une particularité de ce phénomène que je crois digne d'intérêt. L'élévation de température que nous observons varie à l'infini. Elle peut être excessive. Nous avons vu que la température est montée de 17° à 30° degrés, malgré l'action prolongée de l'eau refroidie à 2°. Il n'en est pas toujours ainsi. Parfois, elle est très minime. Mais en règle générale on peut dire: plus l'immersion est répétée dans l'eau froide, moins l'élévation de température se fait sentir et à la fin elle peut complètement faire défaut. L'explication que je viens de donner sur le mécanisme de cette dilatation nous rend complètement compte de cette particularité. En effet plus les ganglions périphérique sont soumis à l'eau froide plus ils s'habituent à ce travail exagéré. Ils s'épuisent donc d'autant plus difficilement. On voit aussi par cette explication que ce phénomène ne peut pas être constant, il dépend de l'état des ganglions avant l'immersion et aussi de l'état général de l'individu qui sert à l'expérience.

Il me reste encore à examiner les différences de phénomènes qu'on observe en immergeant les deux pattes dont l'une a le sciatique sectionné. Nous avons vu les difficultés qui se présentent, d'après la théorie de Bernstein. Nous croyons l'expliquer facilement. Voilà ce qu'on observe : Au commencement de l'immersion la température de la patte sectionnée tombe plus vite que celle de l'autre côté, plus tard un ralentissement notable survient de ce côté. Eh bien, j'explique ce phénomène de la façon suivante. Après la section du nerf sciatique le tonus du vaisseau est entretenu par les ganglions périphériques, ils prennent plus ou moins à leur compte le rôle que les vaso-moteurs jouaient avant, hypothèse qui a été admise dans une autre circonstance par les auteurs. Les deux pattes sont mises dans l'eau froide ; l'excitation de l'eau froide atteint les ganglions du côté sain et du côté malade. L'action des ganglions du côté malade ayant gagné en force, par cela même qu'ils remplacent le vaso-moteur, est plus prononcée que celle du côté sain. C'est pour cette même raison que dans le premier moment de l'immersion l'abaissement de la température du côté malade est plus grand que celui de l'autre. Mais après, le vaso-moteur du côté sain vient s'ajouter à l'action des ganglions périphériques. La double action de ces deux facteurs est plus grande que l'action des ganglions seuls, même renforcés. C'est pour cela qu'en ce moment l'abaissement du côté sain devient plus grand que du côté sectionné.

CHAPITRE II

Passons maintenant aux phénomènes que l'excitation et la section du nerf sciatique produisent dans l'eau chaude. Pareilles expériences ont été déjà faites par M. Lepine. Mais ces expériences donnent lieu aux mêmes critiques que nous avons fait passer en revue en parlant des expériences avec l'eau froide. En effet, ici et là il entreprit l'excitation en sortant la jambe de l'eau chaude. C'est pour cette raison que je ne veux pas entrer dans le détail de ses résultats et je passe directement à mes expériences.

J'ai choisi pour ces dernières, au lieu des chiennes, des souris blanches. Voilà la raison. Une dilatation des vaisseaux peut seulement alors être indiquée par l'ascension de la température, si le sang qui afflue est plus chaud que la patte expérimentée. Mais il peut arriver que la patte elle-même atteigne, par l'eau chaude, la température du sang. Le thermomètre alors ne pourrait, comme nous venons de le dire, nous donner de notions sur les vaisseaux. Chez les souris, au contraire, les vaisseaux sont nettement visibles à l'œil nu, et chaque changement des vaisseaux ne peut échapper aux observateurs.

De mes nombreuses expériences je vais présenter quelques exemples.

Expérience I

Une souris blanche à la quelle on avait mis à nu le sciatique fut placée dans de l'eau à 27°. Après un séjour de 10 minutes le nerf sciatique a été sectionné au niveau de l'échancrure sciatique et pour éviter toutes les contractions musculaires j'ai tâché de couper tous les nerfs arrivant au muscle. La section a produit une dilatation des vaisseaux peu intense, il est vrai, mais assez nette, L'excitation du bout périphérique faite après a produit une légère contraction des vaisseaux. Nous avons ajouté de l'eau chaude et plus l'eau est devenue chaude, plus la contraction après l'excitation, a commencé à disparaître et à faire place à la dilatation. Cette dilatation on pouvait la voir, à la température du 35°; mais alors l'excitation devait être très forte. L'intensité du courant pouvait être diminuée, lorsque l'eau est devenue plus chaude. A l'eau chaude à 42°, on pouvait même, avec une excitation très faible produire une dilatation si nette que tous les assistants du laboratoire ont pu la constater. Après avoir ressorti les pattes de l'eau chaude la patte saine est devenue pâle, tandis que la patte lésée est restée rouge. Nous avons fait reposer la souris 55 minutes. L'excitation faite alors à l'air a produit une contraction visible même à l'œil nu.

Pour nous convaincre de l'état des vaisseaux par un autre moyen, nous avons coupé un orteil et nous avons mesuré l'écoulement du sang avant et après l'excitation. Nous avons pu constater que tandis qu'avant l'excitation il s'écoulait quatre gouttes pendant une demi-minute, pendant l'excitation, une goutte seulement s'est écoulée pendant une minute entière.

Expérience II

Cette expérience diffère de la précédente, en ce que nous ne l'avons pas commencée avec de l'eau à 27°, mais avec de l'eau à 20°.

Les résultats diffèrent seulement en ceci : la section a produit une dilatation beaucoup plus nette, et l'excitation, qui a été faite deux ou trois minutes après la section, a produit nettement les contractions.

Après avoir constaté ces phénomènes, la température de l'eau a été mise à 30°.

Peu de temps après, nous avons entrepris. l'excitation. Avec un courant d'intensité moyenne (la bobine secondaire se trouvait à une distance de 150^{mm} de la bobine primaire), on ne pouvait pas constater nettement un changement quelconque. L'excitation devenant plus forte (bobine secondaire à 100^{mm} de la primaire), une légère dilatation put être constatée. La température de l'eau a été mise à 43°. La patte était laissée quelque temps dans cette température jusqu'à ce que la dilatation produite par l'eau chaude restât stationnaire. C'est alors que nous avons commencé l'excitation. En commençant par un courant faible, nous sommes allé en progressant. Proportionnellement à la force du courant, la dilatation est devenue de plus en plus nette.

Expérience III

Le sciatique gauche a été sectionné, la patte étant mise dans l'eau froide à 2°. Les vaisseaux semblaient être contractés, on pouvait cependant voir avec une loupe que la section a produit une légère dilatation. L'animal fut ressorti de l'eau froide, et après l'avoir fait reposer quelque temps, il fut mis dans l'eau à 42°. Aussitôt après l'immersion, la différence qui existait entre la patte sectionnée et l'autre a disparu.

Les vaisseaux des deux pattes ont été très dilatés. Cependant l'excitation a produit une dilatation très nette. Elle était d'autant plus nette que l'excitation était plus forte.

Expérience IV

Cette expérience se distingue des précédentes en ce que nous avons laissé 40 minutes la patte dans l'eau chaude avant d'entreprendre l'excitation. Les vaisseaux ont été déjà bien dilatés par le long séjour dans l'eau. Cependant l'excitation a produit une dilatation très nette. Avec un courant intense on pouvait produire une dilatation énorme (une fois et demie de volume primitif).

Le résumé de toutes ces expériences est le suivant. Si on met les pattes d'un chien ou d'un autre animal chez lequel le sciatique a été coupé d'un côté, on ne peut pas distinguer ni par le thermomètre ni à l'œil nu, aucun changement dans l'état des vaisseaux, tous les deux sont rouges. La section faite dans l'eau chaude même ne produit le plus souvent aucun changement, dans très peu de cas seulement on voit une légère dilatation.

Quant à l'excitation, les phénomènes suivants sont surtout dignes de remarque. On voit dans une température de 42° à 45° survenir une dilatation après une excitation de force moyenne. Une excitation faible produit un faible effet ; plus la température de l'eau s'abaisse, plus l'excitation doit être forte pour obtenir sûrement une dilatation. L'effet est nul quand l'excitation devient plus faible. Si nous descendons à 30° on peut déjà voir que la section produit une légère dilatation, et l'excitation une contracture.

Ce phénomène devient plus visible si la température de l'eau tombe à 20°. Le séjour plus ou moins long de la patte dans l'eau chaude avant l'excitation a aussi de l'influence sur le résultat de cette dernière. Plus la patte est restée longtemps dans l'eau chaude avant l'excitation, plus la dilatation produite par cette dernière est prononcée. Les pattes étant sorties de l'eau, la patte saine devient pâle, tandis que la patte sectionnée conserve encore sa rougeur. Voilà les faits que j'ai pu constater sans exception dans toutes mes expériences. Il s'agit maintenant de les expliquer. Je n'ose pas prétendre que l'explication que je vais donner est la seule vraie. Je réponds des faits, mais je suis prêt à accepter une autre explication, si elle rend compte des faits mieux que la mienne ; je crois cependant que la mienne ne se trouve pas en contradiction avec l'état actuel de la science. Ce phénomène que ni la section du nerf sciatique, ni l'eau chaude, ni le double effet des deux facteurs, ne produisent qu'une dilatation *ad maximum*, — puisqu'une excitation produit toujours une dilatation, — nous oblige d'admettre encore une fois de plus que les ganglions périphériques se trouvant dans les parois des vaisseaux, continuent encore à agir dans l'eau chaude et tendent à contracter les vaisseaux. La section ne produisant le plus souvent qu'un effet très minime nous montre que l'eau chaude a seulement supprimé la contraction entretenue par le nerf vaso-moteur, venant de la moelle épinière. Cette dilatation produite par l'eau chaude repose surtout sur la paralysie partielle des fibres musculaires lisses. L'eau chaude en est la cause. C'est pour cette raison que l'excitation ne peut pas produire une contraction parce que les vaisseaux, vu le milieu où ils se trouvent placés, sont pour ainsi dire contractés au maximum.

Les ganglions périphériques, qui, comme nous venons de le dire, tendent toujours à contracter les vaisseaux, peuvent cependant refuser leur action, quand ils sont épuisés par une excitation forte ou prolongée. La contraction qu'on devait observer avant qu'ils ne s'épuisent, ne peut s'observer par la même raison que nous avons indiquée plus haut. Les ganglions eux-mêmes s'épuisent plus facilement quand l'eau devient plus chaude, et c'est pour cela qu'une excitation plus légère suffit pour les mettre hors d'action. La cause de leur affaiblissement peut être expliquée par cette raison que plus l'eau est chaude plus les ganglions tendent à lutter contre la dilatation produite par l'eau et s'affaiblissent par cette action prolongée. On peut admettre aussi que l'eau même est une cause affaiblissante pour eux, voilà la raison, ainsi que nous l'avons vu dans nos expériences, pour laquelle il suffit d'une excitation dans l'eau à une haute température pour produire une dilatation. Au contraire, plus la température de l'eau s'abaisse, plus les ganglions conservent leur force et il faut une excitation plus forte pour produire une dilatation. Petit à petit nous arriverons à une limite où les ganglions restent tout à fait intacts, et nous nous trouvons dans les mêmes circonstances que dans l'air. L'excitation produit une contraction et la section une dilatation. Avec l'explication que je viens de donner on peut mettre aussi d'accord ce phénomène que dans l'eau chaude il n'y a aucune différence entre la patte saine et la patte opérée parce que dans l'eau chaude les vaisseaux sont tellement dilatés que la contraction venant de la moelle épinière est supprimée. C'est seulement lorsque les pattes ont été enlevées de l'eau qu'on voit la différence. Je vois que cette hypothèse est plus acceptable que l'hypothèse des nerfs vaso-dilatateurs par lesquels on pourrait expliquer peut-être la dilatation dans l'eau chaude. En effet, en admettant les vaso-dilatateurs, il restera toujours une objection à faire. Pourquoi donc dans l'air et dans l'eau froide sont-ce les vaso-constricteurs qui agissent, et dans l'eau chaude les vaso-dilatateurs? En outre pourquoi faut-il une grande excitation pour produire une dilatation et pourquoi la force d'excitation peut-elle diminuer avec l'augmentation de température de l'eau? En dernier lieu pourquoi la section ne produit-elle pas une contraction?

CHAPITRE III

On voit donc que je suis arrivé à expliquer tous les phénomènes qu'on observe, après la section et l'excitation du nerf sciatique, dans l'eau froide et l'eau chaude malgré leur complexité en admettant seulement les nerfs vaso-constricteurs et les ganglions périphériques, sans avoir besoin de vaso-dilatateurs.

Je crois, en effet, que la question des vaso-moteurs fera un grand pas si nous arrivons à éliminer les nerfs vaso-dilatateurs dont le mécanisme est entouré de tant d'obscurité et dont la façon d'agir est en contradiction avec les données scientifiques que nous possédons sur les nerfs en général. En effet, en supposant que l'action des vaso-dilatateurs soit une action modératrice, nous devrions toujours obtenir par leur section un effet opposé à l'excitation. La section du nerf pneumo-gastrique produit toujours une accélération des battements du cœur.

Mais ici, nous voyons que la section fait aussi dilater les vaisseaux. J'ai fait la section de la corde de tympan ; j'ai coupé le lingual. Jamais je n'ai vu une contraction, au contraire, toujours une dilatation.

De plus on sait bien que la section des nerfs vaso-constricteurs ou même la destruction de tous les ganglions n'amène jamais une dilatation aussi prononcée que l'excitation de la corde de tympan. Et cependant cela devrait être si les nerfs vaso-dilatateurs n'avaient qu'une action modératrice. Ils ne peuvent donc pas paralyser les nerfs vaso-constricteurs plus que la section ne l'a déjà fait. On prétendra, je le sais, que nous ne sommes pas en état de couper tous les vaso-constricteurs, il reste toujours quelques fibres de ces nerfs tandis que l'excitation suspend l'action de tous les nerfs vaso-constricteurs. Mais je crois qu'en coupant tous les ganglions et même en détruisant la moelle épinière, on a raison de tous les nerfs vaso-constricteurs, et cependant dans ces cas mêmes on ne produit pas une dilatation aussi nette que l'on obtient par l'excitation de la corde de tympan.

Enfin il est un dernier fait que les auteurs n'ont pas, suivant moi, assez mis en relief et qui ne parle pas non plus en faveur des nerfs vaso-dilatateurs : nous remarquons dans l'action des vaso-dilatateurs la particularité suivante, plus on l'excite, plus la dilatation devient grande. On peut, par exemple, exciter la corde de tympan 20 minutes de suite, et toujours nous remarquons le même effet.

Si forte que soit l'excitation, si longtemps qu'elle dure c'est toujours le même effet, c'est toujours une dilatation qu'on observe.

Nous avons donc affaire à des nerfs qui ne se fatiguent jamais.

Je ne crois pas que nous connaissions de pareil nerfs ailleurs.

On sait aussi quelle difficulté Goltz et Ostromof ont éprouvée pour expliquer leurs résultats. J'ose dire que le lecteur n'a pas été plus satisfait que nous en lisant leur explication, basée sur des hypothèses, si peu prouvées et si peu fondées.

Il y a deux ans, quand j'ai eu pour la première fois l'honneur de publier mes expériences sans pouvoir encore en fournir une explication, ma confiance a été ébranlée par ces considérations dans l'existence de ces nerfs. Cependant je n'ai pas osé toucher à ce point délicat et difficile.

Mais depuis un grand nombre de travaux ont paru surtout en France, et M. Dastre, en particulier s'est efforcé d'isoler les fibres vaso-dilatatrices. Cela donnerait à supposer que les actions de ces nerfs sont connues, leur mécanisme expliqué. Ce dont il s'agit c'est de trouver leur distribution dans le corps.

Voilà pourquoi j'ai tâché maintenant, en revenant sur mes expériences, de démontrer que les résultats que j'ai obtenus ne peuvent pas s'expliquer par les vaso-dilatateurs; qu'au contraire, on est obligé d'admettre (on l'avait admis d'ailleurs avant moi, mais par d'autres raisons) un appareil périphérique qui a pour fonction de contracter les vaisseaux et qu'avec cet appareil on est en état d'expliquer tous les phénomènes dans l'eau chaude et dans l'eau froide. Et je suis d'avis qu'en admettant les deux appareils, un appareil nerveux dépendant de la moelle épinière et un appareil ganglionnaire se trouvant dans les parois des vaisseaux mêmes, on pourrait expliquer tous les phénomènes qu'on observe après la section ou après l'excitation d'un nerf sur les vaisseaux. Il faut seulement ajouter que tous les vaisseaux ne sont pas également pourvus de ces deux appareils. Il y a des vaisseaux qui se trouvent plus ou moins sous l'influence de la moelle épinière, tandis qu'il y en a d'autres dont la contraction se fait plutôt par les ganglions périphériques. Il y a une grande différence entre ces deux ordres de vaisseaux. En effet, une fibre nerveuse se fatigue beaucoup moins difficilement qu'un ganglion. Il faut une grande excitation pour suspendre l'action physiologique d'une fibre nerveuse, tout autrement en est-il avec un appareil ganglionnaire. Il ne peut ordinairement supporter qu'une excitation physiologique ; une excitation un peu plus forte peut susprendre plus ou moins son action. Eh bien ! si nous avons affaire à des vaisseaux qui sont surtout pourvus de fibres vaso-motrices, la section des nerfs produira une dilatation notable, ce que nous observons par exemple en sectionnant le grand sympathique, sur les vaisseaux de la face.

Les vaisseaux de la glande sous-maxillaire par exemple, sont au contraire plutôt sous la dépendance de l'appareil périphérique. La section des fibres nerveuses ne peut ici produire un grand effet. On observe cependant une légère dilatation. Mais si on excite la corde du tympan on frappe l'appareil ganglionnaire d'une excitation qu'il ne peut pas supporter. Cette excitation, si elle est légère, ne peut qu'affaiblir l'action des ganglions. Mais si elle devient très forte, elle peut les paralyser complètement. Alors l'excitation peut se prolonger indéfiniment, toujours nous aurons cette grande dilatation, par ce fait même que la dernière n'est pas un effet actif mais un effet passif, basé sur une paralysie.

On peut, d'après moi, trouver dans tous les vaisseaux des fibres nerveuses, dont la section ne produira aucun effet, parce qu'ils n'ont rien à faire avec ces vaisseaux, tandis que leur excitation un peu forte peut, comme simples conducteurs, empêcher les ganglions d'exercer leur fonction.

On connaît bien ce fait qu'après la section du nerf vaso-constricteur, la dilatation n'est pas permanente, qu'elle diminue de jour en jour. Ce fait a amené déjà M. Goltz à admettre un appareil périphérique qui regagne en force aussitôt que les vaisseaux ne dépendent que d'eux seuls. Eh bien ! je crois, par ce même mécanisme, pouvoir expliquer la différence des résultats qu'on obtient en excitant le nerf sciatique aussitôt après la section ou au contraire quelques jours après. En effet, aussitôt après la section les fibres nerveuses conservent encore leur excitabilité normale.

Leur excitation ne peut produire qu'une exagération de leurs actions physiologiques. Mais quelques jours après nous n'avons plus affaire à ces nerfs, qui ont perdu, soit par leur dégénérescence, soit par une autre cause, leur action. Nous avons seulement affaire à ces ganglions périphériques qui ont encore gagné en force et contractent à eux seuls les vaisseaux. C'est par cette raison que dans l'expérience de Goltz, en pinçant les nerfs, nous avons vu une dilatation. Il a suspendu complètement l'action de l'appareil constricteur.

Quant aux expériences d'Ostrunoff qui prétend avoir vu une différence entre l'excitation faite par un courant continu et un courant interrompu, je le répète voilà ce que j'ai trouvé.

L'excitation fait avec un courant interrompu ne produit longtemps aucun effet, puis on voit tout d'un coup la température monter de 1° ou 2°.

Je m'explique parfaitement ce phénomène. Chaque excitation contracte si faiblement et pour une durée si courte que le thermomètre n'est pas en état d'indiquer ce changement.

Mais si cette excitation se prolonge longtemps nous commençons à voir l'effet de l'épuisement des ganglions périphériques. Voilà pourquoi nous observons une élévation subite de la température.

Je ne peux pas entrer plus en détail. J'attends la critique. Elle dirigera mes travaux ultérieurs.

Imprimerie A. DERENNE, Mayenne. — Paris, boulevard St-Michel, 52.

BIBLIOTHEQUE NATIONALE DE FRANCE
3 7531 03086817 9

www.ingramcontent.com/pod-product-compliance
Ingram Content Group UK Ltd.
Pitfield, Milton Keynes, MK11 3LW, UK
UKHW020215200726
13856UKWH00004B/1413